AF310303

RECHERCHES

SUR LES

TROUBLES DE LA SENSIBILITÉ

DANS LA

Contracture idiopathique des extrémités

PAR

le Dr Anatole MANOUVRIEZ (de Valenciennes)

LAURÉAT DE L'ACADÉMIE ET DE LA FACULTÉ DE MÉDECINE DE PARIS

Mémoire couronné par la Société médicale du Nord

> Substituer les mesures exactes aux évaluations vagues, remplacer les impressions des sens par des instruments qui enregistrent mécaniquement les phénomènes objectifs...., c'est agir conformément aux préceptes les plus élémentaires de la science.
>
> (LORAIN).

AVEC ÉCHELLE ÆSTHÉSIOMÉTRIQUE

PARIS

V. ADRIEN DELAHAYE & Cie

LIBRAIRE-ÉDITEUR

Place de l'École de Médecine

1877

RECHERCHES

SUR LES

TROUBLES DE LA SENSIBILITÉ

DANS LA

Contracture idiopathique des extrémités

PAR

le D' Anatole MANOUVRIEZ (de Valenciennes)

LAURÉAT DE L'ACADÉMIE ET DE LA FACULTÉ DE MÉDECINE DE PARIS

Mémoire couronné par la Société médicale du Nord

> Substituer les mesures exactes aux évaluations vagues, remplacer les impressions des sens par des instruments qui enregistrent mécaniquement les phénomenes objectifs,...., c'est agir conformément aux préceptes les plus élémentaires de la science.
>
> (LORAIN).

AVEC ÉCHELLE ÆSTHÉSIOMÉTRIQUE

PARIS

V. ADRIEN DELAHAYE & Cie

LIBRAIRE-ÉDITEUR

Place de l'École de Medecine

1877

Extrait du *Bulletin médical du Nord*, Août et Septembre 1876.

LILLE, IMP. LEFEBVRE-DUCROCQ.

RECHERCHES

SUR LES

TROUBLES DE LA SENSIBILITÉ

DANS LA

Contracture idiopathique des extrémités

INTRODUCTION.

Depuis que Dance, en 1830, a fait connaître, sous le nom de tétanos intermittent, une entité morbide à peine entrevue jusqu'alors, appelée aujourd'hui tétanie, ou contracture idiopathique des extrémités, les observateurs, surtout préoccupés des troubles de la motilité, n'ont que rarement et incidemment mentionné la paralysie sensitive parmi les symptômes de cette curieuse affection.

Delpech (1846) est un des auteurs qui se sont le mieux rendu compte de l'importance de ce symptôme ; pour lui, l'anesthésie complique souvent la contracture idiopathique et se manifeste dans l'intervalle des accès.

Déjà, avant lui, Tessier et Hermel (1843) avaient décrit une forme paralytique de la contracture, et Imbert-Goubeyre rapportait dans sa thèse (1844) une observation des docteurs Meurisset et Hipp. Bourdon où est signalée l'insensibilité de la peau.

Plus tard, en 1855, Rabaud insiste encore sur la paralysie de la sensibilité ; mais, l'année suivante, Fleurot a le tort de prétendre que, dans tous les cas, elle est incomplète et ne survit pas aux accès. En 1868, Colas rappelait encore l'existence de l'anesthésie, sans cependant rapporter d'observation personnelle à l'appui.

Malgré le silence de la plupart des auteurs, l'indécision des uns, les restrictions des autres, pour Trousseau dont le sens pratique a si rarement été mis en défaut, la sensibilité tactile est plus ou moins émoussée dans la tétanie. Néanmoins, Grisolle se contente de dire que, pendant les crises et dans leurs intervalles, les doigts sont quelquefois le siége de fourmillements incommodes, et que la sensibilité y est souvent obtuse ; et, actuellement, Jaccoud ne parle même pas de l'anesthésie cutanée.

D'après ce qu'il nous a été donné d'observer, la paralysie sensitive serait constante et parfois d'une intensité considérable. Les six observations que nous rapportons ne sont pas choisies, ce sont celles des seuls cas que nous ayons rencontrés depuis 1869 ; elles ont été recueillies en vue de servir à l'étude de la physiologie pathologique des troubles sensitifs en général dans la contracture idiopathique des extrémités.

Art. I. — Observations et réflexions.

Observation I.

Scieur à la mécanique. — Contracture idiopathique des extrémités (récidive), surtout du côté gauche et au membre supérieur ; spasme du pharynx et du larynx. — Douleurs rhumatoïdes dans les membres, surtout au membre inférieur gauche. Fourmillements et engourdissement des membres ; hypesthésie moins marquée aux extrémités inférieures. Analgésie à la piqûre aux membres inférieurs, excepté à la plante des pieds ; hypalgésie considérable des membres supérieurs, moins accentuée à la paume de la main droite ainsi qu'aux doigts médius et annulaire gauches; analgésie à la brûlure, mais odynie consécutive. Apallesthésie. Anesthésie et analgésie des muqueuses du globe oculaire, du voile du palais et de la langue ; mais persistance du goût.

Un jeune homme de 17 ans, le nommé L..., scieur à la mécanique, entré le 23 décembre 1869 à l'hôpital de la Pitié à

Paris, salle Saint-Benjamin, n° 11, service de M. Empis, a éprouvé pour la première fois, il y a un an, à la même saison, une série d'attaques de contracture idiopathique des extrémités.

Sa mère avait les doigts auriculaires immobilisés dans la flexion. Son frère, plus jeune que lui, a eu les pieds contournés à la suite de convulsions.

Il y a cinq ou six mois, il ressentit des *douleurs rhumatoïdes dans les genoux*.

Depuis deux ou trois mois, les *doigts* étaient *pris d'une raideur pénible* subitement, le matin seulement.

Enfin, quatre jours avant l'entrée à l'hôpital, le 19 décembre au matin, a paru la nouvelle attaque de tétanie. La contracture siégea d'abord dans les doigts seulement, puis dans toute l'étendue des membres, surtout du côté gauche et plus particulièrement au membre supérieur. Les attaques sont le plus souvent nocturnes et alors elles durent presque toute la nuit.

La contracture est précédée *d'engourdissement dans la partie qui va être atteinte*.

On peut à volonté déterminer la contracture de la main et de l'avant-bras en appliquant une bande à saigner au-dessus du pli du coude. L'attaque ainsi provoquée, comme celle qui survient spontanément, s'annonce par une congestion avec teinte violacée de la peau et de l'engourdissement ; l'avant bras se fléchit souvent sur le bras et se tétanise ; le pouce se replie convulsivement sous les autres doigts, en se plaçant au-dessous de l'intervalle qui sépare l'index de l'annulaire, et tout le membre se raidit et exécute des mouvements convulsifs d'ensemble.

Quand c'est l'extrémité du membre inférieur qui se tétanise, le deuxième orteil se fléchit seul sous les autres orteils.

La contracture s'accompagne d'ailleurs *de douleurs très vives dans les parties affectées*.

Dans l'intervalle des attaques, le malade accuse tantôt de vives *douleurs rhumatoïdes* dans les bras, les genoux et les cuisses, *surtout au membre inférieur gauche*, tantôt des *fourmillements* et de l'*engourdissement* des membres. La couleur violacée de ces derniers existe, bien qu'atténuée, en dehors du temps de l'accès. Elle est en tout comparable à celle d'une extrémité engourdie par un froid intense. La température des mains est très inférieure à celle du reste du corps.

Depuis le retour des attaques de tétanie, il y a constipation. Chaque fois que le malade se lève, il est pris de *frissons*.

La contracture n'est pas limitée aux membres. Toutes les fois, en effet, que L... vient de bâiller ou de boire, il ressent une *constriction spasmodique à la gorge*, et il ne peut plus respirer pour quelques instants (spasme de la glotte).

Entre les attaques, nous constatons les troubles de sensibilité suivants :

Diminution de la sensibilité tactile (*hypesthésie*) *sur tout le corps*, moins marquée aux extrémités inférieures.

Hypalgésie considérable *à la piqûre aux membres supérieurs*, un peu moindre cependant au médius et à l'annulaire gauches, ainsi qu'à la paume de la main droite. *Analgésie à la piqûre aux membres abdominaux excepté à la plante des pieds* où la piqûre est encore légèrement sentie. Nous ferons remarquer que le sang n'a jamais coulé ni même perlé lors des diverses piqûres profondes que nous avons faites (ischémie).

Perte de la sensibilité au chatouillement (*apallesthésie*).

Le sens musculaire est conservé.

Les muqueuses du *voile du palais* et de la *langue* sont *insensibles au tact et à la piqûre* la plus forte possible ; et cependant *le goût persiste* intact.

La *cornée* et la *conjonctive oculaire* sont *insensibles au toucher* tandis que la conjonctive palpébrale est encore sensible.

25 décembre. *Frémissements dans la tête ;* spasme du pharynx et du larynx.

28 décembre. Nous recherchons et constatons alors seulement une insensibilité absolue à la douleur (*analgésie*) *de la brûlure.* La flamme a pourtant été appliquée sur la peau au point d'y déterminer, *plusieurs heures après,* il est vrai, des *phlyctènes* qui, elles, ont été *douloureuses.*

Traitement belladoné.

Des circonstances indépendantes de notre volonté nous ont forcé d'arrêter notre observation au 1er janvier 1870. Nous savons néanmoins que ce malade est sorti, le 13 janvier, considérablement amélioré.

Notons d'abord la précocité des troubles sensitifs prodromiques : *douleurs rhumatoïdes* qui se sont fait sentir dans les genoux cinq ou six mois avant l'apparition de la contracture, et *sensation pénible de raideur* dans les doigts, c'est-à-dire dans les parties qui devaient être atteintes les premières, ayant précédé de deux ou trois mois les attaques de tétanie.

Négligeant pour le moment l'*engourdissement* précurseur de l'attaque dans les parties qui vont être atteintes, les très vives *douleurs localisées qui* accompagnent la contracture et les *sensations de constriction pénible et de suffocation* liées au spasme de la glotte, nous concentrerons notre examen sur les troubles de sensibilité observés DANS L'INTERVALLE DES ATTAQUES.

C'étaient, tantôt de vives *douleurs rhumatoïdes* des membres, tantôt une sensation de *frémissement dans la tête,* des *frissons,* des *fourmillements* et de l'*engourdissement ;* et, d'une manière permanente, une *paralysie sensitive* plus ou moins complète *de la peau et des muqueuses* oculaire, linguale et staphylo-palatine (hypesthésie, hypalgésie à la piqûre, analgésie à la piqûre et à la brûlure et apallesthésie) avec tendance à prédominer aux parties qui étaient le siége de la contracture.

La conjonctive palpébrale était encore sensible tandis que la conjonctive oculaire, avec la cornée, avait perdu toute sensibilité. Cette particularité, indiquant une paralysie partielle du trijumeau, s'accorderait mieux avec l'idée d'une origine périphérique qu'avec celle d'une origine centrale.

Le fait de la *paralysie de la sensibilité générale* (au tact et à la douleur) *de la muqueuse linguale avec conservation* parfaite *du goût,* que nous retrouverons dans une autre de nos observations (obs. III) [1], tend à prouver que les nerfs lingual et glossopharyngien, qui communiquent à la langue tout à la fois sa sensibilité gustative et sa sensibilité générale, seraient composés de deux ordres de tubes nerveux spécialement réservés à chacun de ces modes de sensibilité. L'observation supplée ici en partie à l'insuffisance de l'expérimentation.

Chez notre malade, la *peau* était, on l'a vu, tout à fait *insensible à la douleur de la brûlure* avec un corps enflammé, *et pourtant les phlyctènes* qui se développèrent sur place, plusieurs heures après l'application du feu, *ont été le siége de douleurs,* absolument comme si la peau n'avait pas été analgésiée. Ce résultat inattendu d'une observation rigoureuse nous a paru

---

1 Bérard rapporte, dans son « Traité de physiologie », six cas analogues de paralysie de la sensibilité générale de la langue avec persistance du goût.

extrêmement intéressant et susceptible d'éclairer la nature même de la sensibilité à la douleur. En effet, la douleur de la brûlure, nulle d'abord, n'avait été perçue que plus tard, lors de l'établissement du travail inflammatoire ; en d'autres termes, la brûlure qui n'avait pas été sentie immédiatement en tant que traumatisme, l'avait été consécutivement en tant que processus pathologique. D'ailleurs, le contraste formé par l'existence simultanée de l'analgésie à la brûlure et de vives douleurs rhu · matoïdes dans une même région, et connu sous le nom d'*analgésie douloureuse*, s'accordait parfaitement avec ce nouveau fait d'observation.

Depuis lors, dans d'autres maladies [1] nous avons observé : une fois l'analgésie à la brûlure avec persistance de la sensibilité à la douleur de l'inflammation consécutive [2] ; une autre fois, des douleurs localisées au niveau de la plaie d'un vésicatoire siégeant précisément sur une partie du corps frappée d'analgésie [3] ; deux fois enfin, la paralysie sensitive à la douleur immédiate d'une brûlure coïncidant en une même région avec la perte de la sensibilité à la douleur du processus inflammatoire consécutif et l'absence de douleurs spontanées qui n'avaient jamais fait défaut dans les autres cas [4].

Aussi avons-nous cru devoir *dédoubler l'analgésie* en : ANALGÉSIE proprement dite, *ou perte de la sensibilité à la douleur* pour ainsi dire *physiologique*, immédiate ou provoquée, et en ANODYNIE *ou abolition de la sensibilité à la douleur* pour ainsi dire *pathologique*, consécutive ou spontanée.

---

1 L'intoxication saturnine en particulier.

2 « Recherches cliniques sur l'intoxication saturnine locale et directe par l'absorption cutanée »; Paris, 1873. Ouvrage récompensé par la Faculté de médecine de Paris. Obs. XVII.

3 Id., obs. XIV.

4 Loc. citat.; obs. XXIII, et une observation inédite.

Dans l'observation précédente, il y aurait donc eu *analgésie sans anodynie à la brûlure*.

Signalons en passant, comme symptômes concomitants susceptibles d'éclairer la pathogénie des altérations de sensibilité dans la tétanie, les troubles circulatoires des extrémités : coloration violacée, refroidissement et ischémie à la piqûre, en dehors des accès, symptômes que nous rencontrerons encore dans les observations II, V 1re att. et VI.

OBSERVATION II.

Homme de peine. — Contracture idiopathique des extrémités (récidive). — Hypesthésie de la face et des membres plus marquée dans la moitié supérieure et le côté droit du corps, et aux mains vers le bord interne. Analgé ie généralisée de la peau ; persistance de la sensibilité au chatouillement. Analgésie des muqueuses de la langue et du globe de l'œil, mais intégrité de la sensibilité tactile du globe oculaire.

V..., homme de peine, âgé de 42 ans, entre le 19 février 1870 à l'hôpital de la Charité, à Paris, salle Saint-Ferdinand, n° 13, service de M. Bernutz, pour une contracture idiopathique des extrémités.

En février 1869, il fut atteint de fièvre typhoïde pour laquelle il resta deux mois à l'hôpital Necker ; à la fin du premier mois, complication d'otorrhée avec surdité du côté droit. Des crampes s'étaient manifestées dans le cours de la maladie.

Au moment où s'établissait la convalescence, se montra pour la première fois une attaque de tétanie, d'abord dans le membre supérieur gauche, puis une seconde dans le membre supérieur droit. Plus tard, la contracture affecta aussi les membres inférieurs ; mais les attaques furent toujours plus frequentes du côté gauche.

Ces *attaques de contracture* étaient *accompagnées d'une vive douleur* ; chacune d'elles avait parfois une durée d'un ou deux jours. Enfin, elles ont pu être provoquées par la compression circulaire au moyen d'une bande.

Fourmillements et *engourdissement* des membres. Le malade se rappelle qu'il n'éprouvait *pas de douleur lorsqu'on venait à le pincer*.

Les accès se sont reproduits pendant deux mois.

Depuis cette époque sa santé était excellente, lorsqu'il y a un mois, V... tomba une seconde fois malade ; il eut des coliques et une diarrhée débilitante (sept ou huit selles par jour) qui dura jusqu'à son entrée à l'hôpital de la Charité ; abdomen sensible à la pression.

Les crampes douloureuses reparurent bientôt suivies de nouvelles attaques de tétanie.

Les *accès* sont le plus souvent *annoncés par des fourmillements* dans les mains et les avant-bras, ou dans les pieds et les deux tiers inférieurs des jambes.

La position des doigts et des orteils en état de contracture est la même que celle décrite dans la précédente observation ; mais ici, le spasme est beaucoup moins intense ; il est en effet facile de *redresser les doigts,* et cette manœuvre *cause* même un *soulagement momentané.* Durant la contracture, les muscles de la main sont agités de contractions fibrillaires sensibles à la vue et à la palpation. Il semble que ces contractions successives soient en rapport avec le peu d'intensité de la contraction, et que si elles se succedaient assez rapidement pour empiéter les unes sur les autres, elles devraient cesser d'être perceptibles et constitueraient une contraction tonique intense comme celle du sujet de l'observation I.

Le 23 février au matin, nous pouvons observer une attaque de tétanie des avant-bras et des mains, qui dure depuis hier dans la nuit.

Dans l'intervalle des accès, nous constatons les troubles de sensibilité suivants :

Hypesthésie des avant-bras, surtout du droit, et des doigts, des internes principalement.

Avec l'æsthésiomètre à pointes métalliques de Brown-Séquard, appliqué longitudinalement sur la partie moyenne des régions explorées, nous avons obtenu les distances-limites d'écartement suivantes, en deçà desquelles les deux pointes n'étaient plus perçues que comme une seule, et au delà desquelles elles l'étaient encore distinctement toutes deux :

Face antérieure de l'avant bras . { gauche.. 49^{mm} / droit ... 55 (au lieu de 17^{mm} (distance-limite normale))

Auriculaire . ...{ gauche.. 18 / droit ... 13

Pouce .... gauche.. 5

Hypesthésie de la face :

Joues (verticalement) .... 13^{mm} (au lieu de 5^{mm} (distance-limite normale))

Légère hypesthésie des jambes, un peu plus marquée à droite :

Face externe de la jambe..... { gauche.. 40^{mm} / droite. .. 43 (au lieu de 33^{mm} (distance-limite normale))

Les jambes sont toujours froides.

Les *attouchements de la cornée et de la conjonctive oculaire* sont encore *sentis, mais ils ne provoquent pas de douleur* (analgésie). Persistance des mouvements reflexes sous l'influence de ces attouchements.

Analgésie absolue *de toute la surface cutanée et de la muqueuse linguale.*

La sensibilité au chatouillement persiste intacte.

Le malade est sorti le 28 février.

Parmi les troubles sensitifs de la période prodromique de la maladie, nous avions signalé chez le sujet de l'observation I une sensation pénible de raideur dans les parties qui devaient être atteintes les premières ; dans l'observation II, il y a eu de véritables *douleurs liées au développement de crampes prodromiques.*

Les *fourmillements précurseurs de l'attaque* ont été strictement *limités aux parties qui devaient être atteintes.*

Les *douleurs accompagnant la contracture* ont offert cette particularité inexplicable, déjà signalée par Lucien Corvisart (1852), de *s'amender par le redressement* des membres contractés.

L'emploi de l'*œsthésiomètre* a permis d'apprécier rigoureusement le degré relatif de l'hypesthésie suivant les régions. C'est ainsi que nous avons constaté la *prédominance de la paralysie tactile dans la moitié supérieure et le côté droit du corps et vers le bord interne des mains.* En effet, la sensibilité au tact était environ 3 fois moindre que normalement aux avant-bras, 2 fois $\frac{1}{2}$ moindre que normalement à la face, tandis qu'aux jambes elle était encore les $\frac{2}{3}$ de ce qu'elle est à l'état sain. D'autre part, les mesures æsthésiométriques, qui sont, on le sait, inversement proportionnelles au degré d'æsthésie, ont présenté comme différences en plus du côté droit : aux avant-bras 6^{mm}, et aux jambes 3^{mm} seulement. Enfin, à la main gauche, l'auriculaire a été trouvé 3 fois $\frac{1}{2}$ moins sensible que le pouce.

Comme dans l'observation I, mais d'une façon plus évidente encore, *la sensibilité à la douleur a été la plus paralysée*, puisque l'analgésie absolue coexistait avec de l'hypesthésie seulement et même l'intégrité de la sensibilité au chatouillement qui était perdue chez le jeune malade de l'observation I. De plus, sur la muqueuse du globe oculaire, il y eut analgésie avec persistance de la sensibilité tactile.

On voit qu'ici, comme dans d'autres paralysies [1], *les diverses espèces de sensibilité peuvent être altérées indépendamment les unes des autres*, et qu'elles ne sont pas aussi liées les unes aux autres qu'on pourrait le croire dès l'abord. Ce n'est pas à dire pour cela qu'il n'existe pas dans certains cas quelque relation entre elles ; l'examen des faits prouve le contraire.

OBSERVATION III.

Nourrice. — Contracture idiopathique des extrémités (récidive). Spasmes du pharynx, du larynx et du diaphragme. — Douleurs des membres surtout à gauche; névralgie faciale gauche avec hypéralgésie à la pression aux points d'émergence des branches du trijumeau. Fourmillements des extrémités, surtout des supérieures. Hypesthésie à la face, plus considérable aux avant-bras, spécialement à droite. Analgésie et apallesthésie de toute la surface cutanée. Athermesthésie à la main et à la face du côté gauche. Affaiblissement de la sensibilité d'activité musculaire. Anesthésie et analgésie des muqueuses, y compris celle de la langue ; mais persistance du goût. Vertiges. Surdité passagère gauche. Amblyopie droite et mouches volantes.

Au mois de mars 1870, nous observons à l'Hôtel-Dieu de Valenciennes, service du D⟨r⟩ J. Manouvriez, une femme de 30 ans, journalière, atteinte de contracture idiopathique des extrémités.

Ses parents n'ont jamais éprouvé d'attaques semblables. Ses frères et sœurs jouissent d'une bonne santé.

Il y a plus de trois ans (septembre 1866), cette femme, alors enceinte d'environ huit mois, subit une atteinte de choléra qui la fit avorter au deuxième jour de la maladie. Elle avait eu déjà un enfant.

A peine convalescente, au bout d'un mois, elle se remit à travailler ; mais ses forces ne revinrent pas telles qu'auparavant. Elle ressentait déjà quelques troubles nerveux ; les globes oculaires étaient parfois agités de mouvements spasmodiques

---

1 Voyez nos « Recherches sur les altérations des diverses espèces de sensibilité, spécialement chez les saturnins ». Archives de physiol. norm. et path. de Brown-Séquard ; Paris, mai 1870.

(*nystagmus*) ; *l'estomac « sautillait »*, selon l'expression de la malade ; de plus, *douleurs aux plis des coudes* et *fourmillements dans les mains*.

Trois mois après son choléra (fin de décembre) survint une première attaque de tétanie dans les membres gauches ; la main et le pied étaient simultanément pris de contracture. A la main, les doigts étaient dans la position qu'ils prennent lorsqu'on écrit. Au pied, le gros orteil fléchi recouvrait les autres orteils également dans la flexion.

La *douleur causée par la contracture* était telle qu'elle arrachait des cris à la malade.

Chaque attaque avait une durée de cinq ou six minutes ; *puis survenaient des fourmillements*.

La contracture, d'abord limitée aux membres gauches, se manifesta ensuite à ceux de droite. Le nombre d'attaques peut être porté à une dizaine.

Depuis lors, elle est accouchée d'un enfant maintenant âgé de 19 mois ; elle l'a nourri, tout en travaillant sur les grand'-routes à casser les pierres, n'ayant pour se soutenir qu'une nourriture insuffisante.

Enceinte une fois encore, elle est abandonnée par son mari, avec son enfant qui a six mois aujourd'hui. A partir de ce jour, épuisée par les chagrins et les privations, elle reste languissante ; son retour de couches ne se montre pas. Par moments, *amblyopie passagère*. Elle est bientôt prise de nausées sans céphalalgie et d'une diarrhée abondante qui ne la quitte pas pendant quinze jours, au bout desquels seulement elle se décide à cesser son travail exténuant pour entrer à l'Hôtel-Dieu de Valenciennes, le 19 février 1870.

La diarrhée s'arrête, mais le jour même de l'entrée se montre un premier accès de contracture aux mains ; les pieds ne sont atteints que plus tard. Chaque fois que la malade tente de se mettre sur son séant, elle est prise de crampes dans les jambes, et la contracture ne tarde pas à s'établir. On peut aussi déterminer la contracture d'un membre en le comprimant circulairement. Les attaques se produisent trois ou quatre fois par jour ; parfois cependant elles peuvent manquer pendant une journée.

Sensation de constriction à la gorge ; et par moments spasme du diaphragme avec *sensation de suffocation*.

Douleurs dans les membres, surtout à gauche. De ce côté, la face est le siège de douleurs névralgiques, avec sensibilité morbide à la pression aux points d'émergence des rameaux sus et sous-orbitaires et mentonniers (*névralgie faciale*).

Fourmillements assez fréquents dans les mains, plus rarement aux pieds.

*Hypesthésie à la face, assez accentuée aux avant-bras, surtout
à droite.*

Avec l'æsthésiomètre à pointes métalliques de Brown-
Séquard :

Partie moyenne de la face anté- (gauche.. 59ᵐᵐ / au lieu de 16ᵐᵐ dis- \
rieure de l'avant-bras (longi- { (tance-limite nor-)
tudinalement).............. (droit ... 90 \ male. /

Partie moyenne des joues (verticalement)... 13ᵐᵐ (au lieu de 4ᵐᵐ distance-
limite normale).

Analgésie absolue à la piqûre de toute la surface tégumentaire,
peau et muqueuses. La *langue* en particulier est *absolument
insensible à la douleur de la piqûre, bien qu'elle ait conservé* la
faculté de percevoir *le goût* des aliments. La *cornée* et la *conjonctive oculaire* sont *complètement insensibles aux attouchements.*

La sensibilité au chatouillement est complètement perdue
(*apallesthésie*).

Perte de la sensibilité a la température (*athermesthésie*) *à la
main et à la face du côté gauche*

La malade ne se rend pas bien compte de la position oc-
cupée par ses membres ; les mouvements qu'on leur imprime
ne sont aussi qu'obscurément perçus (*affaiblissement de la sensibilité d'activité musculaire*).

*Vertiges. Surdité passagère de l'oreille gauche. Obscurcissement
de la vue du côté droit et mouches volantes.*

Bains ; frictions avec le liniment ammoniacal camphré. Médi-
cation belladonée.

La malade sort le 23 avril complètement guérie.

Les ALTÉRATIONS DE SENSIBILITÉ AYANT PRÉCÉDÉ de trois mois
le début de LA PREMIÈRE ATTEINTE de tétanie étaient ici repré-
sentées par des *douleurs aux plis des coudes,* des *fourmillements*
dans les mains, et de plus, par des *sensations de sautillement
dans le globe de l'œil et l'estomac,* dépendant du spasme musculaire de ces organes. Une *amblyopie passagère* fut le seul
prodrôme, six mois AVANT LA SECONDE ATTEINTE de contracture.

Comme analogue à la *sensation de constriction gutturale* dépendant du spasme pharyngien et aux *sensations de sautillement
oculaire et stomacal* causées par le spasme du globe de l'œil et
de l'estomac, nous rapprocherons la *sensation de suffocation
épigastrique,* paraissant liée à une crampe du diaphragme
éprouvée par la malade de l'observation III.

Les *fourmillements des extrémités,* spécialement des mains, observés uniquement jusqu'ici *avant les attaques ou dans leurs intervalles,* se sont parfois aussi manifestés *immédiatement après elles* dans cette dernière observation.

L'*hypesthésie,* à peu près de même degré *à la face* que dans l'observation II, a été *aux avant-bras beaucoup plus accentuée, surtout à droite,* puisque la sensibilité tactile y a été trouvée : à gauche, plus de 3 fois $\frac{2}{3}$, et à droite, plus de 5 fois $\frac{1}{2}$ moindre qu'à l'état normal.

Il est intéressant de voir l'*analgésie à la piqûre, généralisée à toute la surface tégumentaire,* peau et muqueuses, *contraster avec des douleurs spontanées des membres et une névralgie du trijumeau dont les branches étaient douloureuses à la pression au niveau de leurs points d'émergence* à la face. C'est là un exemple de cette *analgésie douloureuse* déjà analysée plus haut. Nous lui comparerons un cas d'herpès zona névralgique dont les vésicules, bien que sur une partie du corps frappée d'hypalgésie et d'hypopallesthésie, furent néanmoins le siége de démangeaisons et d'élancements et même se montrèrent douloureuses au toucher [1].

Comme autres particularités de l'observation III, il faut encore citer : *l'athermesthésie de la main et de la joue gauches, l'affaiblissement de la sensibilité d'activité musculaire,* la *surdité passagère de l'oreille gauche,* l'*amblyopie droite,* et en dernier lieu les *erreurs de sensation* telles que la *vision de mouches volantes* et les *vertiges.*

Observation IV.

Femme grosse. — Contracture idiopathique des extrémités ; spasme du pharynx et du larynx. — Douleurs dans les membres. Engourdissement et fourmillements des extrémités. Hypesthésie, analgésie, athermesthésie et apallesthésie des membres. Bourdonnements d'oreilles. Quinze jours après la dernière attaque, la paralysie sensitive commence à diminuer progressivement de la racine des membres vers leur extré-

1 Obs. X de nos « Recherches sur l'intoxication saturnine.... »

mité, persiste en dernier lieu à la plante des pieds et à la main droite.
spécialement au côté interne du médius, et ne disparaît complètement
qu'au bout de six semaines.

En mars 1870, un de nos confrères nous signalait un cas de
tétanie chez une faiseuse de jours, âgée de 41 ans, enceinte de
cinq mois.

Le début de l'affection remontait à quatre semaines, époque
à laquelle la malade avait été soumise à un refroidissement ;
demi-syncope sans perte de connaissance ; deux ou trois selles
diarrhéique par jour. En même temps, la main et l'avant-bras
droits s'étaient contracturés dans une position analogue à celle
que l'on prend pour écrire.

Ce premier accès de *contracture douloureuse* ava·t été suivi
d'autres qui se reproduisaient plusieurs fois dans la journée et
dont chacun durait une heure environ.

Longtemps le mal était resté limité à la main et à l'avant-
bras droits. C'est seulement la veille du jour où nous la visi-
tions, que, à la suite d'une contrariété, la contracture s'était
étendue au membre supérieur gauche et aux extrémités inférieures Il s'était même manifesté du spasme des muscles du
pharynx avec *sensation de constriction gutturale*. Cette généralisation de l'affection s'était annoncée par un violent accès de
fièvre avec stade de *frisson* accentué. Notons, en passant, que
ce fait d'une véritable réaction fébrile, sans être fréquent, a
cependant déjà été parfaitement observé.

Pendant les attaques, les jambes sont étendues, les pieds
fléchis sur les jambes, les talons portés en dehors, les orteils
fortement fléchis. Contractions fibrillaires dans l'intervalle des
deux premiers métacarpiens. Les parties atteintes n'éprouvèrent
jamais aucun changement de coloration à la peau.

En dehors des accès : 84 pulsations par minute ; *bourdonnements d'oreilles ; douleurs atroces dans les membres ;* la malade
est forcée de rester dans le décubitus horizontal pour éviter les
douleurs qui se font sentir *dans les membres inférieurs aussitôt
qu'elle s'assied.*

Engourdissement et fourmillements des extrémités.

Diminution de la sensibilité tactile et *perte des sensibilités à la
douleur, à la température et au chatouillement aux membres.
Persistance du sens musculaire.*

Trois jours après cet examen, la contracture cesse de se
produire aux membres supérieurs, puis aux inférieurs. La
diarrhée se tarit quelques jours plus tard.

*Au bout de quinze jours, la paralysie sensitive commença à
diminuer progressivement de la racine des membres vers leur
extrémité. Elle persista en dernier lieu à la plante des pieds et à*

la main droite, spécialement au côté interne du médius. Il fallut environ six semaines pour que tout symptôme de paralysie eût complètement disparu.

Cette femme accoucha à terme d'une fille qui est bien portante aujourd'hui (février 1875).

En 1873-74, nouvelle grossesse qui ne fut pas compliquée de tétanie.

Chez cette malade, des douleurs atroces dans les membres inférieurs étaient provoquées dans la flexion du bassin sur les cuisses quand elle tentait de se mettre sur son séant.

La paralysie de sensibilité ne commença à s'amender qu'une quinzaine de jours après le dernier accès, et il fallut environ six semaines pour qu'elle disparût complètement. Il est remarquable *qu'elle diminua* de la racine des membres vers leur extrémité, *c'est-à-dire en commençant par les parties atteintes les dernières, tandis qu'elle persista en dernier lieu à la* main droite, *partie qui avait été affectée de contracture la première, avec le plus de gravité et durant le temps le plus long.*

OBSERVATION V (première atteinte).

Nourrice. — Contracture idiopathique des extrémités supérieures. — Raideur et parésie motrice des mains, surtout de la gauche. Douleurs dans les doigts gauches, augmentées par leurs efforts d'étreinte. Engourdissement des pieds, des doigts gauches et de l'extrémité des doigts droits. Hypesthésie des membres supérieurs, plus marquée à gauche. Hypalgésie des mains et des avant-bras, prédominant aux mains et à la paume, et même analgésie des deux tiers internes de la paume de la main et de la face palmaire du médius gauches. Apallesthésie de la main gauche. Hypothermesthésie de la paume de la main et athermesthésie de la face palmaire du médius du même côté. Plus d'un mois et demi après la dernière attaque, encore de l'engourdissement du médius gauche et de l'hypesthésie des avant-bras.

Une femme âgée de 39 ans, ayant eu six enfants dont trois encore vivants, nourrit le dernier âgé de 15 mois.

Il y a deux mois environ (vers le 20 décembre 1874), elle commença à ressentir, après son travail, de l'*engourdissement*, des *fourmillements* et une *raideur pénible des mains*.

Il y a huit jours (15 février 1875), cette femme s'aperçut, en cousant, que son pouce droit se portait douloureusement en adduction vers la paume de la main durant un quart d'heure ; son *redressement se fit lentement* et *sans douleur*. Ce spasme se

3

répéta trois fois dans la journée. Le lendemain, le pouce gauche fut, pendant le travail, également pris d'une légère *crampe avec engourdissement s'étendant jusqu'au coude.*

Après avoir lavé du linge durant toute la journée de la veille, cette femme fut, pour la première fois, atteinte, le 19, d'une véritable attaque de contracture idiopathique des extrémités supérieures. Le pouce, porté dans la paume de la main, était recouvert par les autres doigts fortement fléchis ; cette fois, le redressement était devenu absolument impossible. Raideur des articulations du poignet et du coude. *Cette contracture causa des douleurs assez violentes pour arracher des cris*, et s'accompagna d'une coloration rouge foncé de la peau et de turgescence veineuse.

Cette première attaque dura quatre heures, et, après un intervalle d'une heure avec engourdissement, fut suivie d'une deuxième plus violente qui eut lieu de sept à neuf heures du matin, et d'une troisième de dix à dix heures et demie. La malade n'en rinça pas moins son linge toute la journée, se bornant à faire des frictions d'huile camphrée.

Le lendemain, la tétanie se manifesta encore, mais à un moindre degré, pour ne pas reparaître les jours suivants.

Le 22, nous examinons la malade.

Raideur et faiblesse musculaire des mains, surtout de la gauche, dont *les doigts éprouvent de la douleur pendant leurs efforts d'étreinte.*

Les *doigts gauches* et le *bout des doigts droits* sont *engourdis*. Fraîcheur des mains.

Hypesthésie des membres supérieurs, surtout du gauche; avec notre æsthésiomètre à pointes isolantes [1] :

Partie moyenne de la face anté-rieure des avant-bras (verticalement		au lieu de 16ᵐᵐ, distance-limite normale.
	droit... 50ᵐᵐ	
	gauche. 80	

Tandis que la *main* et l'*avant-bras droit* sont *peu hypalgésiés*, on observe *à gauche* une *hypalgésie, légère à l'avant-bras, plus marquée au dos de la main et plus encore à la face dorsale des doigts, considérable à l'éminence Thénar*, et de *l'analgésie au reste de la paume de la main et à la face palmaire du médius.*

Apallesthésie à la paume gauche.

Athermesthésie de la face palmaire du médius gauche et hypothermesthésie de la face palmaire des autres doigts et de la paume de la main du même côté.

---

1 Présenté à la Société de Biologie le 5 décembre 1874, et à l'Académie de Médecine le 11 mai 1875.

Intégrité de la sensibilité d'activité musculaire. -
Engourdissement des pieds.

Le 24, encore de l'*engourdissement* et de la *douleur dans les
doigts.*

Le 25, de deux heures à sept heures et demie du soir, attaque de tétanie de la main gauche qui se place comme pour
écrire ; *douleurs atroces pendant l'accès.*

Le 2 mars, il se déclare encore, de deux heures à huit heures
et demie du soir, un accès de contracture à la main gauche,
s'accompagnant de raideur dans la main droite.

Depuis lors jusqu'au 7, persiste de l'*engourdissement des
mains surtout accentué au médius gauche,* qui est en même temps
endolori.

Le 22 avril, toute raideur a disparu ; les mains sont aussi
fortes l'une que l'autre.

Le *médius gauche est encore le siége d'un léger engourdissement.* Bien que les sensibilités à la douleur, au chatouillement
et à la température paraissent être redevenues normales, il sub-
siste *encore un peu d'hypesthésie* appréciable à l'æsthésiomètre :

Partie moyenne de la face antérieure des avant-bras : 30^{mm}, au lieu
de 16^{mm}, distance-limite normale.

Au mois d'août, en revoyant alors la malade enceinte de trois
mois, nous avons pu constater que la guérison s'était confirmée.

Parmi les SYMPTÔMES SENSITIFS DE LA PÉRIODE PRODROMIQUE
ayant précédé de plusieurs mois la tétanie, nous avions déjà
noté les *fourmillements* (obs. III) et la *sensation pénible de raideur* (obs. I) *dans les parties qui devaient être atteintes les premières.* Comme dans l'observation II, il y a eu de véritables
douleurs liées au développement *des crampes quelques jours avant
la contracture ;* ces douleurs ont de plus été *accompagnées d'engourdissement.*

Les divers troubles de sensibilité observés DANS L'INTERVALLE
DES ATTAQUES *de tétanie : douleurs, sensation pénible de raideur
et d'engourdissement, et paralysie sensitive, ont prédominé à
gauche, surtout à la moitié interne de la main et plus particulièrement au médius.* Déjà nous avions signalé la prédominance
de la paralysie de sensibilité à la moitié interne de la main
(obs. I, II, IV) et spécialement au médius (obs. IV).

L'*hypesthésie* s'est montrée aux avant-bras un peu moins accentuée que chez le sujet de l'observation III, avec cette différence capitale qu'ici le *côté gauche* était *le plus paralysé* (sensibilité tactile à droite 3 fois et à gauche 5 fois moindre que normalement).

Plus d'un mois et demi après la dernière attaque persistait encore de l'engourdissement du médius gauche et une légère hypesthésie des avant-bras (leur sensibilité tactile était alors à peu près 2 fois moindre qu'à l'état normal). Il est important de remarquer que *l'æsthésiomètre seul* nous *a révélé cette persistance de la paralysie sensitive*, qui, sans son emploi, nous eût échappé, puisque les sensibilités à la douleur, au chatouillement et à la température paraissaient être redevenues normales.

Bien que l'étude des troubles de la motilité ne rentre pas dans le cadre de notre travail, nous ne pouvons, à cause de l'importance du fait, ne pas signaler la parésie motrice siégeant du même côté que la paralysie de sensibilité et que nous avons vu ne plus être appréciable un mois et demi après le dernier accès. Cette parésie motrice, déjà signalée par Tessier, Hermel et Delpech, existait-elle chez les sujets des observations précédentes ? C'est possible, mais nous devons avouer que nous n'avons pas exploré chez eux l'état de motilité. Nous la retrouverons d'ailleurs dans l'observation VI.

MÊME OBSERVATION (seconde atteinte).

Nouvelle accouchée. — Contracture idiopathique des extrémités supérieures ; spasmes de la face. — Raideur et parésie motrice des mains. Douleurs des extrémités inférieures. Engourdissement des mains et hypesthésie des membres supérieurs.

La femme qui fait le sujet de l'observation V, et que nous avons dit être devenue enceinte pendant sa convalescence, accoucha heureusement de deux jumeaux le 7 février 1876 ; le 10 matin, en même temps que la fièvre de lait, elle ressentit, *dans la face, de la raideur* et des spasmes musculaires; diarrhée. Le lendemain matin se montra une attaque de tétanie des deux extrémités supérieures à la fois ; les poings étaient fermés et les poignets raidis. Cet état de contracture dura treize heures. Onze mois s'étaient écoulés depuis la dernière attaque.

Dès lors, les mains et les poignets sont restés raides, et même les pouces se sont contractés dans l'adduction avec la seconde phalange étendue sur la première. Telle est encore l'attitude de la malade lorsque nous l'observons à l'Hôtel-Dieu de Valenciennes, dans le service du Dr J. Manouvriez, salle Sainte-Marthe, n°25, où elle est entrée le 19. De plus, *engourdissement* et parésie motrice *des mains* qui peuvent à peine étreindre les objets et ne pourraient point les retenir de force.

Notre æsthésiomètre à pointes isolantes accuse une *hypesthésie des membres supérieurs :*

Partie moyenne de la face antérieure des avant-bras (longitudinalement) = 45^{mm} (au lieu de 16^{mm}, distance limite normale).

Les sensibilités à la douleur, à la température et au chatouillement paraissent intactes.

Depuis son entrée, la malade éprouve des *douleurs dans les oreilles* quand elle s'étend dans le lit ou qu'elle s'assied dans un fauteuil.

A partir du 21, chaque jour : bromure de potassium, 1 gr. à l'intérieur, et frictions sur les mains et les avant-bras avec la pommade belladonée. Un bain le 23.

Le 24 matin, après un accès de fièvre avec frisson, survient dans les extrémités supérieures une seconde et dernière *attaque* de tétanie, *assez douloureuse pour arracher des cris* à la patiente; en même temps, *douleurs dans les membres.* La contracture ne fut accompagnée d'aucun changement de coloration à la peau. Cette attaque dura à peu près aussi longtemps que la première.

Le 25, la dose quotidienne de bromure est portée à 1 gr. 50. Quelques jours plus tard, douleurs dans les membres inférieurs.

Le 29, la malade cesse de prendre du bromure et est mise, à cause de sa faiblesse, à l'usage de l'huile de morue ; son état s'améliore peu à peu, et elle sort guérie le 18 mars.

La *raideur* et les spasmes musculaires *de la face*, qui ont précédé de vingt-quatre heures l'apparition de la tétanie, constituent la particularité la plus intéressante de cette dernière atteinte.

L'æsthésiomètre nous a permis de constater que l'*hypesthésie* était de même degré aux deux extrémités supérieures qui furent également et simultanément affectées de contracture, et que, d'ailleurs, la moindre diminution de la sensibilité . tactile (2 fois 4/5 moindre que normalement) correspondait à la moindre intensité de la contracture elle-même.

Bien que les autres sensibilités cutanées parussent intactes, il se pourrait qu'elles aient été quelque peu altérées ; car leur légère altération, si tant est qu'elle existât, portant également sur les deux membres supérieurs, aurait pu passer inaperçue, n'étant pas dénoncée par une différence de degré d'un côté comparé à l'autre.

Enfin, la parésie motrice a encore été observée comme dans a première atteinte.

Il est difficile d'apprécier rigoureusement l'influence que les frictions belladonées et en particulier le bromure de potassium ont pu exercer sur la prompte et heureuse terminaison de la maladie.

Dans le cas suivant, l'action favorable du bromure de potassium s'est montrée manifestement.

OBSERVATION VI.

Nourrice. — Contracture idiopathique des extrémités, surtout des supérieures et du côté droit; spasmes de l'œsophage et du pharynx ; nystagmus et clignement palpébral gauches. — Parésie motrice des mains, surtout de la droite. Douleurs des extrémités ; engourdissement de la main droite. Analgésie à la piqûre et hypalgésie considérable à la brûlure aux pieds, aux mains et à la face, excepté à la moitié gauche du front. Hypesthésie des extrémités, surtout des mains et spécialement à gauche. Apallesthésie de la main droite. Analgésie à la piqûre de la langue ; affaiblissement du goût. — Un mois après la disparition des accès, paralysie sensitive des mains, principalement de la gauche, la plus atteinte de raideur et de douleurs ; tiraillements douloureux des mamelles, gastralgie et coliques.

A la fin de juin 1876, une femme de 38 ans, allaitant son sixième enfant, âgé d'un mois, vint nous consulter pour des accès de tétanie qui ont commencé à se manifester dès le sixième mois de sa grossesse, à la suite d'une atteinte de diarrhée. La contracture affectait les extrémités supérieures et inférieures, plus particulièrement la main droite. Pendant les *accès*, *accompagnés* d'ailleurs *de vives souffrances*, la malade ne pouvait marcher ni se servir de ses mains ; dans leur intervalle, les *extrémités* restaient légèrement œdématiées et *engourdies,* parfois même *douloureuses.*

Parésie motrice des mains, principalement de la droite.

Pour compléter le diagnostic, nous avons exploré l'état de la sensibilité cutanée et avons constaté une *diminution considérable des sensibilités* au tact (avec l'æsthésiomètre), à la douleur, au chatouillement et à la température, *aux extrémités, surtout à la main droite.*

Bromure de potassium, 1 gr. par jour, à l'intérieur ; frictions stimulantes ; de temps en temps un bain. Après dix à douze jours de ce traitement, la malade, se fiant à l'amelioration qu'il avait amenée, le suspendit prématurément et redevint malade comme auparavant.

Nous la revoyons le 28 juin. Chaque matin, elle est prise de contracture des extrémités, principalement du côté droit. Pendant les accès, elle ne peut rester debout, et, pour allaiter son enfant, comme il lui est devenu impossible de faire usage de ses mains, elle le maintient contre elle avec les avant-bras. Entre temps, les mains sont le siége de palpitations musculaires ; la jambe et le pied droit présentent une coloration violacée.

Parfois, spasmes de l'œsophage et du pharynx, donnant lieu à des *sensations pénibles de boule œsophagienne et de constriction gutturale ;* ou bien nystagmus et clignement palpébral gauches, avec épiphora, s'accompagnant, le premier, d'une *sensation de tiraillement oculaire,* le second, de *douleurs palpébrales localisées et même irradiées dans la région périorbitaire correspondante ; vertiges fréquents.*

Douleurs des extrémités. Engourdissement de la main droite.

Analgésie à la piqûre à la main et au pied droits, et à la face, excepté à la moitié gauche du front où la piqûre est encore sentie.

Langue insensible à la piqûre ; goût émoussé, mais non complètement perdu.

La *sensibilité à la douleur de la brûlure* n'est *nulle part entièrement abolie.*

Apallesthésie à la main droite.

Hypesthésie des extrémités, plus marquée aux mains et du côté gauche. Avec notre æsthésiomètre à pointes isolantes :

Dos de la main	{droite... 15^{mm}	(au lieu de 7^{mm}, distance-	)
	{gauche .. 40	(limite normale.	)
Face antérieure de l'avant-	{droit.... 30^{mm}	(au lieu de 16^{mm}, distance-	)
bras ....{	gauche... 50	(limite normale.	)

Deux jours après le traitement bromuré ; les accès se suspendent.

Le 10 août, bien que la veille il se soit encore manifesté de la contracture de la main droite, on constate une amélioration sensible. Un bain.

Le 17. La contracture n'a plus reparu dans les extrémités qui sont cependant encore le siége de douleurs.

Deux fois depuis notre dernière visite il s'est montré du nystagmus et du clignement spasmodique de l'œil gauche. Le spasme œsophagien persiste, se traduisant par la difficulté et la lenteur de la déglutition, surtout quand la malade n'a pas mangé depuis longtemps ; il lui semble alors que « la porte du gosier s'ouvre au premier morceau » d'aliment. *Gastralgie.*

Le 26. Grande amélioration. L'attitude des mains est redevenue tout à fait normale. Mais la patiente est encore obligée de boire souvent en mangeant pour faire passer le bol alimentaire. Vin de quinquina. Bains.

6 septembre. Cessation du traitement bromuré il y a huit jours. Le nystagmus et le clignement palpébral avec épiphora de l'œil gauche se sont de nouveau manifestés hier soir sous l'influence d'un orage. Vertiges. La déglutition est toujours pénible et le cheminement du bol alimentaire du pharynx à l'estomac dure un quart d'heure environ. La malade éprouve de plus des *tiraillements extrêmement douloureux dans les mamelles et de violentes coliques intestinales.*

Il n'y a plus eu d'accès de contracture des extrémités, mais, depuis quelques jours au lever, les poignets et les cous-de-pieds sont encore un peu raides et douloureux. C'est maintenant la main gauche qui est la plus atteinte ; son petit doigt est le siége d'élancements douloureux.

Hypesthésie des mains, surtout de la gauche.

Avec notre æsthésiomètre à pointes isolantes :

$$\text{Dos de la main......} \begin{cases} \text{droite.... } 15^{mm} \\ \text{gauche... } 45 \end{cases}$$

Hypalgésie à la piqûre, hypothermesthésie et apallesthésie de la main gauche.

Reprise du bromure à 1 gr. par jour. La malade se décide à sevrer son enfant qu'elle avait continué à nourrir bien qu'elle eût peu de lait.

Chez cette femme, les altérations de la sensibilité ont d'abord prédominé du côté droit, précisément celui qui était le siége de prédilection des troubles moteurs : contracture et parésie. C'est seulement un mois après la disparition des accès que la paralysie sensitive se montra plus accentuée à la main gauche qui était alors la plus atteinte de raideur douloureuse. Quoique la sensibilité tactile fût très affaiblie au dos de la main (plus de 6 fois moindre que normalement), il n'y avait pourtant que de l'hypalgésie à la piqûre.

Il n'est pas étonnant que l'*analgésie* se soit *étendue à la face et même à la langue*, puisque ces parties ou leurs limitrophes ont été le siége de spasmes musculaires (nystagmus et clignement palpébral, spasmes de l'œsophage et du pharynx).

De la *gastralgie* liée au spasme stomacal, nous rapprocherons les *coliques* violentes paraissant résulter du spasme musculaire de l'intestin. Serait-ce pousser trop loin l'analogie que de considérer les *tiraillements douloureux des mamelles* comme causés par un spasme des fibres musculaires lisses de ces organes?

Le sens du *goût*, tout à fait indemne chez les sujets des observations I et III, a été ici quelque peu *émoussé*.

Enfin, au point de vue thérapeutique, il est permis de croire que *le bromure de potassium a été utile*, car son administration a été à deux reprises suivie d'amélioration et même en dernier lieu de la disparition des accès, tandis que son abandon prématuré avait été signalé par une recrudescence de la maladie.

ÉCHELLE ÆSTHÉSIOMÉTRIQUE

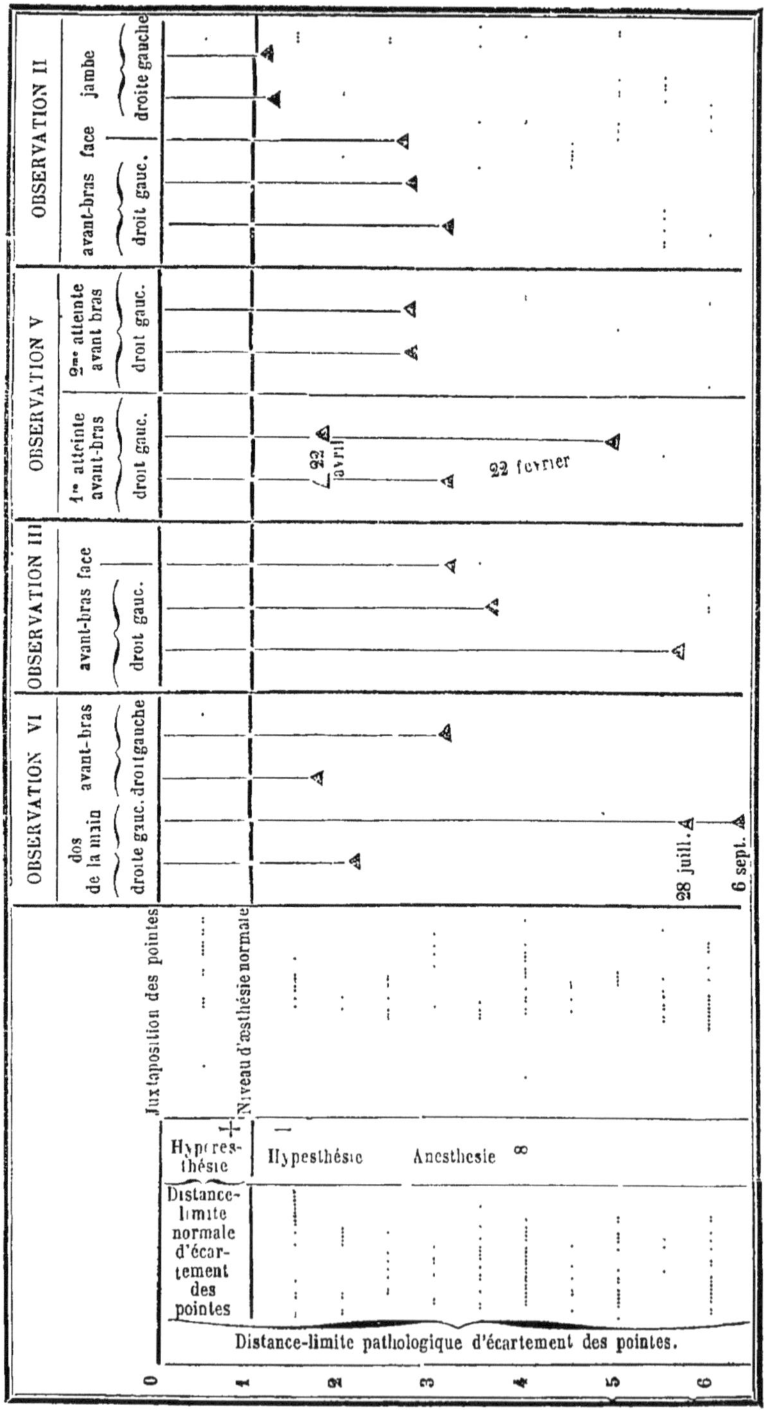

Art. II. — Considérations générales.

§ 1. — Symptomatologie et physiologie pathologique.

Nous passerons successivement en revue les troubles de sensibilité observés avant, pendant et après la période de contracture.

Période prodromique.

Nous grouperons les *troubles sensitifs prodromiques* de la maladie en précoces ou tardifs, suivant qu'ils sont apparus plusieurs mois ou quelques jours seulement avant la contracture.

A. — Les troubles sensitifs prodromiques précoces ont été :

1° Des *douleurs arthralgiques* dans les genoux, 6 mois (obs. I), et dans les coudes, 3 mois (obs III) avant l'apparition des accès. Dans ces deux cas, les douleurs ont siégé aux membres qui plus tard ont été contracturés.

2° De l'*engourdissement* et des *fourmillements* des mains, ayant précédé les attaques de 2 (obs. V, 1re att.) et même 3 mois (obs. III).

3° Une *sensation pénible de raideur*, subitement, le matin, dans les doigts (obs. I), ou à la suite du travail, dans les mains (obs. V, 1re att.), c'est-à-dire dans les parties qui devaient être les premières ou les seules atteintes, 2 ou 3 mois après.

A côté de cette sensation pénible accompagnant la raideur, premier degré de la contracture du système musculaire extérieur, notons les sensations suivantes liées aux spasmes des muscles internes, observées dans un cas (obs. III) 3 mois avant une première atteinte de tétanie ;

4° Une *sensation de sautillement à l'estomac*, dépendant du spasme de la tunique musculaire de cet organe ;

5° Une *sensation de sautillement du globe oculaire*, causée par du nystagmus ;

Et en dernier lieu :

6° De l'*amblyopie passagère*, qui constitue le seul prodrôme, 6 mois avant la deuxième atteinte chez le sujet de la même observation (III).

Nous ferons remarquer que ces symptômes ont toujours précédé la contracture de 2 à 3 mois lors d'une première manifestation (obs. III et V 1re att.), et de 5 à 6 dans le cas de récidive (obs. I, III). Cette grande précocité des prodrômes chez les sujets de ces deux dernières observations peut s'expliquer par l'état de nervosisme dans lequel les aurait laissés la première atteinte de la maladie. Enfin, les douleurs arthralgiques paraissent être les troubles sensitifs les plus précoces, puisque, dans l'observation I, elles ont existé seules, 3 mois avant la sensation de raideur dans les doigts.

B. — Les troubles sensitifs prodromiques TARDIFS ont été les *douleurs* (obs. II et V 1re att.) et l'*engourdissement* (obs. V 1re att.) causés par les légères crampes qui se sont manifestées quelques jours (4 jours dans un cas) avant la contracture, dans les mains et plus spécialement les pouces, c'est-à-dire dans les parties qui devaient être affectées. Tandis que les douleurs étaient strictement localisées dans les parties où siégeaient les crampes, l'engourdissement s'est irradié bien au-delà, jusqu'au coude.

Cette douleur causée par les crampes doit être considérée comme de même ordre que la sensation pénible accompagnant la raideur signalée parmi les symptômes précoces, et dont elle n'est que l'exagération.

Dans un cas enfin (obs. V, 2e att.) la contracture a été annoncée 24 heures à l'avance par de la raideur liée à des spasmes musculaires de la face.

Il est extrêmement probable qu'il a dû y avoir, dans la plupart des cas, un certain degré de paralysie sensitive ayant précédé de 2 ou 3 mois les accès ; c'est, du moins, ce que permettent de supposer l'engourdissement et les fourmillements prodromiques ; mais comme à cette période les malades n'avaient pas encore consulté le médecin, l'exploration de la sensibilité n'a pu être pratiquée, et nous ne pouvons qu'émettre des suppositions à cet égard.

Période d'état ou de contracture.

A. — Les *troubles sensitifs liés à l'accès de contracture* sont différents suivant qu'on les examine avant, pendant ou après l'accès.

AVANT L'ACCÈS. — L'accès de tétanie est le plus souvent annoncé par l'*engourdissement* (obs. I), des *fourmillements* (obs. II) et des *douleurs* de crampes (obs. III) dans les parties qui doivent être atteintes ; quelquefois enfin, par un accès de fièvre avec FRISSONS (obs. V, 2ᵉ att.)

PENDANT L'ACCÈS. — La contracture s'accompagne de *douleurs constrictives* localisées dans les parties affectées. Ces douleurs, d'autant plus vives que la contracture est plus intense, peuvent dans certains cas (obs. III et V) être assez violentes pour arracher des cris au malade ; généralement elles sont exaspérées par les tentatives de redressement des membres tétanisés, bien que parfois, dans les formes bénignes (obs. II), elles offrent cette particularité de s'amender momentanément par le redressement.

Enfin, chez une de nos malades (obs. V, 1ʳᵉ att.), pendant un accès de contracture d'une main, une *sensation pénible de raideur* s'est fait sentir dans l'autre ; et plus tard (2ᵉ att.), la même malade a éprouvé des douleurs dans tous les membres pendant un accès tétanique des extrémités supérieures.

APRÈS L'ACCÈS. — L'accès de tétanie peut être suivi de *fourmillements* dans les parties qui ont été atteintes (obs. III).

B. — Les troubles de sensibilité les plus importants sont ceux observés *dans l'intervalle des accès* tétaniques et dont voici l'énumération :

1° Douleurs. — Vives douleurs *rhumatoïdes* des membres surtout (obs. I, III) et même uniquement (obs. V, 1ʳᵉ att.) du côté gauche, généralement spontanées, parfois provoquées par la flexion ou l'extension forcées (obs. IV et V 2ᵉ att.) et les efforts musculaires (obs. V 1ʳᵉ att.).

Dans un cas (obs. III), *névralgie faciale* gauche, avec points douloureux sus et sous-orbitaires et mentonniers.

2° Sensation pénible de raideur dans les mains, surtout à gauche (obs. V 1ʳᵉ att.).

3° Constamment paralysie sensitive plus ou moins complète de la peau et des muqueuses, avec tendance à prédominer aux extrémités, plus particulièrement à celles qui sont le siége de prédilection de la contracture, et s'accompagnant rarement d'une altération des sens ; voici ses symptômes :

Fourmillements (obs. I, II, III, IV) et *engourdissement* (obs. I, II, IV, V, VI) des extrémités, surtout des supérieures ;

Hypesthésie, ou diminution de la sensibilité tactile, qui peut être près de 6 fois moindre qu'à l'état normal. L'æsthésiomètre [1] montre cette hypesthésie s'étendant rarement à tout le corps, en général plus accentuée dans une moitié latérale du corps, à droite (obs. II, III) ou à gauche (obs. V 1ʳᵉ att. et VI), surtout aux membres supérieurs (obs. I, II, III, V) et spécialement aux doigts de la moitié interne de la main (obs. II).

Anesthésie, ou perte de la sensibilité tactile des muqueuses linguale et staphylo-palatine (obs. I), de la cornée et de la conjonctive oculaire (obs. I, III).

Analgésie et *hypalgésie* (perte ou diminution de la sensibilité à la douleur, à la piqûre et à la brûlure, généralisée (obs. II, III) ou localisée (obs. I, IV, VI), surtout marquée aux membres, particulièrement aux supérieurs (obs. V 1ʳᵉ att.), plutôt à gauche, à leur extrémité et vers le bord interne de la main (obs. I et V 1ʳᵉ att.). Analgésie de la cornée, de la conjonctive oculaire

____

1 Voy. l'Echelle æsthésiométrique p. 286.

(obs. I, II, III) et des muqueuses linguale (obs. I, II, III, VI) et staphylo-palatine (obs. I).

Cette altération de la sensibilité à la douleur contrastait avec l'existence simultanée des vives douleurs rhumatoïdes dans les mêmes régions (*analgésie douloureuse*) (obs. I, III, IV, V 1re att. et VI). D'ailleurs, dans l'observation, la brûlure qui n'avait pas été sentie immédiatement en tant que traumatisme, l'avait été consécutivement en tant que processus pathologique, ce que nous avons exprimé en disant qu'il y avait alors *analgésie sans anodynie à la brûlure*.

Presque toujours, à côté de ces troubles des sensibilités au tact et à la douleur se rencontrent de l'*athermesthésie* ou de l'*hypothermesthésie* (perte ou diminution de la sensibilité à la température) des membres (obs. IV), surtout des mains (obs. III, V 1re att. et VI), spécialement du médius (obs. V 1re att.), rarement de la face (obs. III), et plutôt à gauche (obs. III, V 1re att. et VI).

Apallesthésie (perte de la sensibilité au chatouillement), généralisée dans les cas graves (obs. I, III, IV), localisée à un côté dans deux cas de moyenne intensité (obs. V 1re att. et VI).

Enfin, dans le cas le plus grave seulement (obs. III), il y a eu *affaiblissement de la sensibilité d'activité musculaire*.

Les rares altérations des sens se sont bornées à de l'*amblyopie* droite et des *mouches volantes*, de la *surdité passagère* gauche (obs. III) et des bourdonnements d'oreilles (obs. IV). Il est remarquable que le goût ait été conservé intact malgré la paralysie de la sensibilité générale (au tact et à la douleur) de la muqueuse linguale (obs. I et III), ou qu'il n'ait été qu'émoussé bien que la langue fût insensible à la douleur de la piqûre (obs. VI).

4° Fréquemment, SENSATION DE CONSTRICTION GUTTURALE pénible liée au spasme des muscles pharyngiens (obs. III, IV et VI).

5° Parfois, SENSATION PÉNIBLE DE BOULE OESOPHAGIENNE, avec gêne de la déglutition, dépendant du spasme musculaire de l'œsophage (obs. VI).

6° **Rarement,** sensations de constriction gutturale et de suffocation causées par du spasme de la glotte, en particulier à la suite des efforts de baillement et des mouvements de déglutition (obs. I).

7° Sensation de suffocation épigastrique par spasme du diaphragme (obs. III).

8° Sensation de frémissement dans la tête (obs. I).

9° Sensation de tiraillement oculaire et douleurs constrictives palpébrales et périorbitaires par spasmes musculaires du globe de l'œil et des paupières (obs. VI).

10° Vertiges (obs. III et VI).

11° Frissons, survenant chaque fois que le malade se lève (obs. I), ou constituant le stade d'algidité d'un accès fébrile précurseur de la généralisation de la contracture jusqu'alors limitée à une seule extrémité (obs. IV.)

Période de déclin.

Dans les trois cas (obs. IV, V 1re att., VI) où les malades ont pu être observés un temps suffisant après la disparition des accès, nous avons constaté que les troubles de sensibilité ont longtemps survécu à la contracture.

Chez le sujet de l'observation IV, une quinzaine de jours après la dernière attaque, la *paralysie sensitive* commença à diminuer progressivement de la racine des membres vers leur extrémité, c'est-à-dire d'abord dans les parties atteintes les dernières ; elle persista en dernier lieu à la plante des pieds et à la main droite, spécialement au côté interne du médius. Remarquons que la main droite est l'extrémité qui avait été affectée de contracture la première, avec le plus de gravité et durant le temps le plus long. Il fallut environ six semaines pour que tout symptôme de paralysie de sensibilité eût complètement disparu.

Dans l'observation V (1re att.), pendant les premiers jours qui suivirent le dernier accès, persistèrent une *sensation de raideur* et de l'*engourdissement* des mains, surtout accentuée au médius gauche qui était encore *endolori*. Plus d'un mois et demi après la dernière attaque, il restait encore de l'engourdissement du médius gauche et une légère hypesthésie des avant-bras dont la sensibilité tactile était alors à peu près 2 fois moindre qu'à l'état normal, tandis que dans la période de contracture nous l'avions trouvée à droite 3 fois et à gauche 5 fois moindre que normalement. Les sensibilités à la douleur, au chatouillement et à la température paraissaient être redevenues normales.

La persistance plus longue des altérations de la sensibilité aux extrémités supérieures, surtout à gauche, et particulièrement au médius, s'explique par ce fait que la contracture avait été limitée aux membres supérieurs, et que les troubles de sensibilité de la période d'état avaient prédominé aux extrémités supérieures, surtout à gauche et plus spécialement au médius. Dans l'observation IV, la paralysie sensitive avait aussi persisté plus longtemps au médius droit, mais nous n'avions pas noté si ce doigt avait été le siége de prédilection de la paralysie dans la période de contracture.

Chez la nourrice de l'observation VI, un mois après la disparition d'accès de contracture ayant plus spécialement affecté la main droite, alors que l'attitude des mains était redevenue tout à fait normale, les poignets et les cous-de-pieds étaient encore atteints, au lever, d'un peu de *raideur douloureuse*, cette fois surtout du côté gauche, nous avons constaté la prédominance des douleurs et de la *paralysie des sensibilités au tact, à la douleur, à la température et au chatouillement,* non plus à la main droite, mais à la gauche. La sensibilité tactile était même (à l'æsthésiomètre) un peu plus altérée qu'auparavant.

Des *vertiges* et des *sensations douloureuses viscérales* (tiraillements du globe de l'œil, douleurs constrictives palpébrales, constriction gutturale, boule œsophagienne, gastralgie, *coliques intestinales, tiraillements dans les mamelles*), liées à des spasmes musculaires des organes correspondants, ont longtemps survécu aux accès de contracture des extrémités.

Il existe enfin dans la tétanie un ordre de symptômes concomitants susceptibles d'éclairer sa pathogénie et, en particulier, celle des altérations de sensibilité ; nous voulons parler des *troubles circulatoires* suivants :

Œdème et coloration violacée des membres comme s'ils étaient engourdis par un froid intense (obs. I, VI), s'accentuant davantage avant l'accès (congestion avec teinte violacée de la peau obs. I) ou pendant sa durée (turgescence veineuse et coloration rouge foncé de la peau, obs. V 1re att.). Néanmoins, dans l'observation I, le sang n'a jamais coulé ni même perlé lors des diverses piqûres profondes que nous avons faites (ischémie).

De plus, les attaques de contracture ont été facilement provoquées par la gêne de la circulation au moyen de ligatures (obs. I et II).

Il est possible que ces troubles circulatoires soient les accidents primordiaux, et que, portant sur les *vasa nervorum*, ils donnent lieu, par une sorte d'asphyxie locale, aux divers symptômes sensitifs et moteurs caractérisant la contracture idiopathique des extrémités, qu'il conviendrait dès lors de considérer comme une *névrose des nerfs périphériques*.

Cette opinion se trouve d'ailleurs confirmée par les bons effets résultant de l'administration du bromure de potassium.

§ 2. — TROUBLES SENSITIFS COMME ÉLÉMENT DE DIAGNOSTIC DIFFÉRENTIEL.

Dans un cas de TÉTANOS *traumatique* grave et généralisé par coup-de-feu, que nous observions à la fin de 1870, à l'hôpital militaire de Valenciennes, nous avons recherché s'il n'y avait pas paralysie de sensibilité, comme permettait de le supposer l'analogie du tétanos avec la contracture idiopathique ; nous nous sommes assuré que *la sensibilité y était conservée absolument intacte.*

Si les observations ultérieures venaient confirmer le fait, la paralysie sensitive pourrait intervenir comme élément de diagnostic différentiel de ces deux maladies.

§ 3. — Traitement.

L'importance des troubles de sensibilité dans la tétanie, rapprochant celle-ci des névroses, justifie l'emploi du *bromure de potassium* que, pour cette raison, nous avons songé à prescrire, et qui a été favorable dans les deux cas où nous y avons eu recours (obs. V 2ᵉ att., et obs. VI).

Art. III. — Conclusions.

De nos observations nous pouvons tirer les conclusions suivantes :

1° Outre divers troubles sensitifs (sensations douloureuses pénibles ou seulement anormales), il existe *constamment* dans la tétanie, en dehors des accès et après leur cessation définitive, une *paralysie* plus ou moins accentuée *des sensibilités* au tact, à la douleur, à la température et au chatouillement, de la peau et souvent même des muqueuses, ayant son siége de prédilection dans les parties affectées de contracture, et ne s'accompagnant qu'exceptionnellement d'altérations des sens.

Ces altérations de sensibilité justifient l'essai du bromure de potassium que nous avons heureusement tenté contre cette maladie.

2° Dans l'étude des paralysies sensitives, *l'œsthésiomètre* est indispensable pour apprécier rigoureusement l'état de la sensibilité tactile.

3° Cliniquement l'analgésie se dédouble en *analgésie* proprement dite, ou perte de la sensibilité à la douleur pour ainsi dire physiologique, immédiate ou rovoquée, et en *anodynie* ou abolition de la sensibilité à la douleur pour ainsi dire pathologique, consécutive ou spontanée.

4° Les *diverses espèces de sensibilités* (æsthésie, algésie, odynie, pallesthésie, thermesthésie, sensibilité d'activité musculaire et même le sens du goût) peuvent être *altérées indépendamment les unes des autres.* Peut-être un jour sera-t-il possible de démontrer qu'à ces sensibilités correspondent des conducteurs spéciaux ou tout au moins des corpuscules terminaux périphériques anatomiquement distincts pour chacune d'elles.

TABLE DES MATIÈRES

Lille, Imp. Lefcbvre-Ducrocq.

Lille, imp. Lefebvre-Ducrocq.